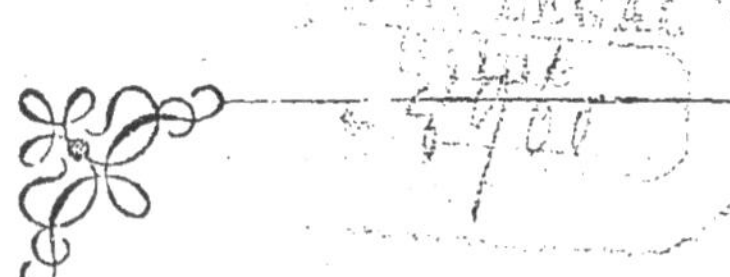

ANATOMIE

PATHOLOGIQUE

DU TUBERCULE

PAR LAVERAN,

Médecin principal de 1re classe, Sous-Directeur de l'École impériale de médecine et de pharmacie militaires.

PARIS

LIBRAIRIE DE LA MÉDECINE, DE LA CHIRURGIE ET DE LA PHARMACIE MILITAIRES

VICTOR ROZIER, ÉDITEUR,

RUE CHILDEBERT, 11.

Près la place Saint-Germain-des-Prés.

1861

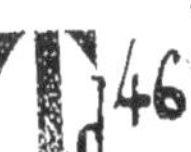

ANATOMIE

PATHOLOGIQUE

DU TUBERCULE

PAR M. LAVERAN,

Médecin principal de 1re classe, Sous-Directeur de l'École impériale de médecine et de pharmacie militaires.

PARIS

LIBRAIRIE DE LA MÉDECINE, DE LA CHIRURGIE ET DE LA PHARMACIE MILITAIRES

VICTOR ROZIER, ÉDITEUR,

RUE CHILDEBERT, 11.

Près la place Saint-Germain-des-Prés.

1861

Imprimerie de Cosse et J. Dumaine, rue Christine, 2.

ANATOMIE PATHOLOGIQUE

DU TUBERCULE.

Les études micrographiques ont suivi, en France et en Allemagne, deux voies différentes. Moins prompts à nous servir de ce merveilleux moyen d'analyse anatomique, nous l'avons appliqué avec une sorte de défiance qui nous a retenus dans le cercle des déterminations précises et des connaissances acquises par les autres procédés d'étude. Pour nos voisins, l'histologie a remplacé l'anatomie générale et l'anatomie pathologique. Pour Wirchow, leur plus illustre représentant, la cellule est devenue le point de départ de tout processus organique, le centre d'une irritabilité locale, et d'une circulation plus merveilleuse que celle des vaisseaux absorbants et exhalants de Bichat; et enfin un être dans l'être, puisqu'elle partage avec l'œuf et la graine le privilége de naître toujours d'une cellule préexistante.

La nouvelle croyance médicale qui prend pour formule (*omnis cellula à cellulâ*), et attribue à la prolifération et à l'altération de siége et de structure des cellules, la formation de tous les produits pathologiques, a fourni à l'étude de l'inflammation, à celle des abcès et des cancers, une interprétation ingénieuse. La transformation en leucocystes des cellules du foie, nous paraît devoir rendre compte de ces abcès énormes fournis au milieu du parenchyme sain, servant de parois. Mais dans des faits aussi variables que les faits anatomo-pathologiques, c'est obéir à un parti pris que de supprimer, au profit d'une généralisation hasardée, les interprétations que peuvent appuyer des faits d'un autre ordre ; c'est ainsi que le développement du tubercule nous paraît appuyer, contre la nouvelle doctrine pathologique, l'hyperhémie et l'hypercrinie, que l'école allemande semble vouloir bannir de la physiologie pathologique. C'est ce que nous allons essayer de développer.

Opinions des auteurs sur le développement du tubercule.

Les opinions des auteurs, sur le développement du tubercule, peuvent être rapportées à deux points de vue différents. Pour les uns, le tubercule est le produit d'une exsudation morbide; pour les autres, la conséquence d'une dégénérescence atrophique des éléments normaux de nos tissus.

La première est en général celle des médecins français, des médecins allemands de l'école de Vienne, et de quelques médecins anglais : Benett (1), Ancell.

I. En France, MM. Andral, Lebert, Mandl, considèrent le tubercule comme un produit de sécrétion.

Après son excrétion, le tubercule prend d'abord une forme compacte. (Lebert.) (2).

On peut affirmer, dit M. Mandl (3), que la matière tuberculeuse était primitivement liquide ; la coagulation doit s'opérer immédiatement après l'exsudation.

D'après Gerber (4), le tubercule fibrineux provient d'une matière plastique exsudée qui n'a pas été résolue, ni transformée en pus.

A l'égard du tubercule, dit Vogel (5), on ne peut douter que la substance qui le produit ne soit fournie à l'état liquide par les vaisseaux capillaires.

Albers (6), Czermak (7) sont de la même opinion.

Rokitansky (8) considère le tubercule comme produit par l'exsudation de principes protéiques.

---

(1) *Northern Journal of medicine*, avril-mai, Edimbourg, 1846.
(2) *Physiologie pathologique*, p. 373.
(3) *Archives générales de médecine*, 1854, t. 3, p. 414.
(4) *Handbuch der allgemeinen Anatomie*, Berne, 1840.
(5) *Anatomie pathologique* (traduction, p. 252).
(6) *Canstadt, Jaresbericht für Medicin* (1842).
(7) *Verhandl. der Wiener Aerzte*, t. 11 (1843).
(8) *Pathologische anatomie*, t. 1, p. 390.

Koestlin (1) admet également que le tubercule a pour origine une exsudation de nature particulière.

II. L'opinion qui attribue le tubercule à la métamorphose atrophique des tissus a été introduite dans la science par les micrographes allemands et acceptée par quelques médecins français.

Henlé applique aux tubercules l'opinion de Muller sur le cancer; à savoir, que : les formations tuberculeuses se composent de cellules primaires plus ou moins altérées.

Addison (2) attribue la production du tubercule à la métamorphose des globules blancs du sang.

« Lorsque les éléments normaux ne subissent leurs mé-
« tamorphoses que d'une manière incomplète, les produits
« normaux sont remplacés par ceux d'une métamorphose
« rétrograde. »

M. Kuss, de Strasbourg (3), a émis la même opinion.

« Dans le début, le globule épithélial conserve ses prin-
« cipales propriétés optiques; il reste transparent; de là
« les formes initiales de granulation grise, de tubercule
« gélatineux. Plus tard l'accumulation lente comprime,
« use, fait disparaître le squelette du poumon, c'est-à-dire
la membrane vasculaire des alvéoles; puis le globule
épithélial, après un certain laps de temps, meurt, se
« momifie, se ratatine, devient plus opaque; c'est cette
« forme qu'on a prise pour les corpuscules du tubercule.
« Quant au tubercule des autres organes, il est aussi le
« résultat de la momification des tissus normaux sous forme
« de globules élémentaires. On peut donc définir la tu-
« berculisation, la mort ou la momification d'un tissu
« normal ou accidentellement caractérisé par de petits
« globules semblables à ceux du parenchyme pulmonaire
« de l'espèce que Henlé appelle corpuscules élémentaires. »

M. Robin ne considère pas le tubercule comme un élé-

---

(1) *Archiv.: fur pathologische Heilkunde von Wirchow.*
(2) *London medical Gazet.*; 1842.
(3) *Gazette médicale de Strasbourg*, 1855, p. 341.

ment spécial ; il le rattache à une altération de certains éléments normaux.

Dans les voies génitales il est constitué par l'altération de l'épithélium nucléaire.

Pour Reinhardt (1) le tubercule est le produit de la dégénérescence graisseuse des cellules épithéliales.

Schroeder Van der Kolk (2) considère le tubercule jaune comme le résultat du gonflement des cellules épithéliales par de la matière plastique ; enfin Wirchow attache à cette opinion l'autorité de son nom (*Pathol. cellulaire*, p. 399).

« Pour moi, dit Wirchow, le tubercule est un grain, un « nodule, et ce nodule représente une néoplasie qui, au mo- « ment de son premier développement, possédait nécessai- « rement la structure cellulaire, et provenait, comme les « autres néoplasies, du tissu conjonctif. Quand cette néo- « plasie est arrivée à un certain développement, il se montre, « au milieu du tissu normal qu'elle occupe, une petite nodo- « sité saillante composée de petites cellules à un ou plusieurs « noyaux. Ce qui caractérise surtout la néoplasie est sa ri- « chesse en noyaux, et quand on la considère dans la sur- « face du tissu, on ne voit presque que des noyaux ; si l'on « isole ces produits, on trouve, soit de petits éléments avec « un noyau dont la petitesse est si grande, que la mem- « brane s'applique directement sur le noyau, soit des cellules « plus volumineuses, dans lesquelles les noyaux se sont « divisés et peuvent se trouver au nombre de 12, 24, 30 « même, dans une seule cellule ; les noyaux sont petits, « homogènes et d'un aspect un peu luisant.

« Cette production, qui, d'après son développement, se « rapproche beaucoup du pus, dont elle possède les petits « noyaux et les petites cellules, se distingue des formes « d'une organisation supérieure, du cancer, du cancroïde, « du sarcôme, parce que les éléments de ces dernières néo- « plasies sont gros, volumineux, colossaux même, et pos- « sèdent des noyaux et des nucléoles fort développés. Le

---

(1) *Annalen des Charité — Krankenhauses zu Berlin*, t. 1, p. 362 (1850).

(2) *Nederl. lancet*, juillet 1852.

« tubercule est toujours une production pauvre, une néo-
« plasie misérable dès son début. »

Structure. — Si les opinions diffèrent en ce qui touche la question de développement du tubercule, elles ne sont pas moins différentes sur les questions de structure et d'aspect.

Pour les uns le tubercule est organisé, contient des cellules à noyaux.

Gerber distingue des tubercules albumineux non organisés, et des tubercules fibrineux constitués par des tubercules contenant des cellules à noyaux pouvant s'organiser en fibres.

Gellerstedt considère les tubercules comme vivant de la même vie que les ongles, les poils et les tissus privés de vaisseaux capillaires (Stockolm, 1844).

Pour Rokitansky, le tubercule forme la transition des productions organisées aux productions non organisées. Schroéder Van der Kolk croit que le tubercule gris peut se transformer en fibres cellulaires. Pour M. Robin, les tubercules du cerveau sont constitués par des myélocystes.

Toutefois le plus grande nombre des anatomistes refusent au tubercule les caractères de l'organisation.

Pour Vogel (ouv. cité) le tubercule est un produit amorphe se développant par juxtaposition.

Pour Gluge (*Atlas der pathologischen anatom.*, liv. 15), le tubercule est sans organisation.

Pour Kœstlin (ouv. cité) le tubercule ne s'élève pas au delà du degré inférieur d'organisation d'une substance amorphe contenant des éléments nucléaires.

C'est également l'opinion de J. Simon, celle de Henlé, de Kuss, de Wirchow, qui regardent le tubercule comme le produit de la décomposition des cellules normales.

M. Mandl s'exprime à ce sujet de la manière la plus explicite (Mém. cité) :

« La substance tuberculeuse ne se compose pas d'élé-
« ments qui puissent les accroître et les développer.

« La multiplication et l'agrandissement du tubercule ne
« peut par conséquent s'expliquer que par juxtaposition.

« La substance tuberculeuse (*id.*, p. 428) est une sub-
« stance amorphe non organisée. »

L'aspect que présente le tubercule à un grossissement considérable a, d'autre part, été l'objet d'appréciations différentes.

Gluge (1) a cru reconnaître le premier des cellules particulières.

M. Lebert (2) reconnaît dans la nature tuberculeuse des granules élémentaires :

Des cellules caractéristiques.

Un blastême amorphe.

« Dans le tubercule cru, le globule tuberculeux offre des « contours irréguliers se rapprochant tantôt de la forme « sphérique, tantôt de la forme ovale. Il est ordinairement « irrégulier, anguleux, polyédrique, à angles et à arêtes ar- « rondies, d'un diamètre de $0^m,005$ à $0^m,0075$, allant rarement « jusqu'à 0,01 ; les globules ovales ont en moyenne $0^m,0075$. »

Albers (ouv. cité), Czermak, Benett, Paget, Madden (3), admettent la réalité de globules caractéristiques ; seulement, Benett donne aux globules tuberculeux jusqu'à $0^m,01$ de diamètre.

D'après Paget le tubercule est constitué par des granules graisseux, des noyaux d'aspect différent, et enfin par de véritables cellules qui ne sont que des cellules épithéliales transformées en cellules tuberculeuses.

L'aspect cellulaire de la matière tuberculeuse est d'ailleurs contesté par un grand nombre d'observations.

Le tubercule, suivant Wirchow, n'a pas d'élement caractéristique proprement dit; les noyaux atrophiés qui proviennent de la décomposition des cellules sont les seuls éléments qui se maintiennent avec leurs caractères.

Pour M. Mandl (Mém. cit.), « la substance tubercu- « leuse est une masse amorphe parsemée de molécules « graisseuses, finement granulée, cohérente dans les pre- « miers temps de son existence, diffluente plus tard.

---

(1) *Untersuchungen zur allgemeinen and speciellen Pathologie.*

(2) *Physiologie pathologique.*

(3) *Jenner, the British and foreign medico-chirurgical Review for Jan.* 1853.

« Les fragments de cette substance ne présentent ni « forme ni grandeur.

« Il n'existe point de globules ou de corpuscules tuber- « culeux particuliers. »

Pour M. Vulpian (*Gaz. hebd.*, 1861, n° 20), la granulation grise perlée, demi-transparente, est constituée par des éléments constants et des éléments adventices. Les éléments constants sont une matière amorphe, des noyaux, de 3 à 12 millièmes de millimètre, avec ou sans nucléole, enfin des éléments des tissus cellulaires.

En face d'opinions aussi divergentes, qu'il nous soit permis d'exposer ce que nous avons observé dans une étude plus persévérante que fructueuse.

Observations personnelles.

Le tubercule constitue une grande individualité morbide qu'on ne saurait considérer à un point de vue sans tenir compte des caractères généraux qui le constituent.

Solide, blanc-grisâtre, presque transparent, élastique à son origine, il passe consécutivement à l'état opaque granuleux friable, prend une couleur jaune, et se ramollit ou subit la transformation crétacée.

Il se développe rarement sur un point isolé de l'organisme, mais le plus souvent sur des points disséminés à la manière des lésions des maladies spécifiques, sans qu'on puisse attribuer la dissémination du tubercule, comme celle du cancer et du pus, à un travail secondaire de résorption.

Il ne se développe ni dans tous les tissus ni dans tous les organes.

Les épithéliums, si favorables à la production du pus et du cancer, ne sont le siége de la tuberculisation que dans les voies génito-urinaires, où M. Louis a trouvé le tubercule sur les surfaces libres. M. Robin considère d'ailleurs ce tubercule comme différant entièrement de ceux des autres organes.

Le tubercule ne se développe ni dans le tissu musculaire ni dans le tissu nerveux; l'élément conjonctif ne peut non plus être considéré comme lui servant de point de départ, puisque, ni le derme ni les membranes fibreuses n'en sont jamais le siége; les glandes en grappe, où l'élément fibreux a un si grand développement, et que le pus et le cancer désagrègent si facilement, ont le privilége d'être très-rarement atteintes.

Au contraire, le tubercule se développe fréquemment partout où existe un lacis vasculaire abondant, en rapport avec un travail d'exsudation ou d'endosmose gazeuse, et pour cela réduit à des parois minces et perméables ; c'est ainsi qu'il frappe surtout le poumon, les glandes lymphatiques, les plaques de Peyer, véritables glandes lymphatiques, d'après Brück, qui a constaté dans leur intérieur les éléments de glandes ; enfin les membranes séreuses, ces glandes retournées ; la substance corticale des reins, les testicules ; enfin la rate, glande vasculaire, où le rapport du tubercule aux vaisseaux est des plus manifestes.

Benett, en Angleterre, avait déjà signalé une corrélation qui a frappé, en France, MM. Cruveilhier, Becquerel, et qui rend compte de l'influence des tubercules sur la production des hémorragies et des hydropisies.

On sait d'ailleurs qu'aux méninges, où les vaisseaux sont isolés, les granulations tuberculeuses ont pour siége primitif les veines cérébrales antérieures, moyennes ou inférieures, ainsi que les cérébelleuses, disposition qui, pour être moins frappante, n'est pas difficile à suivre sur le tissu du rein, de la rate et du poumon ; lorsqu'il existe en même temps des granulations commençantes et de l'œdème pulmonaire, on isole, en effet, par le grattage, de petites grappes appendues aux branches vasculaires.

Néanmoins les micrographes ont émis des opinions différentes sur le siége primitif de la matière tuberculeuse.

D'après Lebert, le tubercule se développerait, tantôt dans le tissu cellulaire intervésiculaire, tantôt dans les vésicules elles-mêmes.

D'après Schroeder, Van der Kolk, le tubercule gris aurait pour siége le tissu interstitiel du poumon, et le jaune l'intérieur même des vésicules.

MM. Kuss, Reinhardt en placent le siége dans l'intérieur même des cellules.

Wirchow admet que le tubercule se développe également dans les tissus pathologiques et normaux, les parties cellulaires transitoires, aussi bien que les organes fibreux parmanents.

Sir Robert Carswel établit que les surfaces libres des membranes muqueuses servent de siége principal au développement des tnbercules, et comprend, sous le nom de surface libre, le fond du cul-de-sac des glandes en tubes.

Enfin, M. Mandl regarde le plasma tuberculeux comme pouvant s'infiltrer entre les éléments du tissu pulmonaire, et pénétrer dans leur intimité. (*Mémoire cité.*)

Depuis plus de dix ans que j'examine sous tous les aspects la question de la tuberculisation, je n'ai trouvé aucun fait qui me permette de penser que le tubercule ait son siége ailleurs que dans le tissu interstitiel des poumons. Si la matière tuberculeuse se développait, soit dans l'intérieur des vésicules, soit dans l'épaisseur des cellules épithéliales, on trouverait dans l'épaisseur des granulations ou les faisceaux de fibres élastiques qui limitent les cellules pulmonaires, ou des cellules épithéliales; or, j'affirme qu'il n'en est jamais ainsi; d'ailleurs, si l'on transporte la question sur les membranes séreuses, qui présentent le tissu fibreux non plus plissé en lobules, mais étalé en membranes, la question se produit, avec sa solution, de la manière la plus évidente.

Préparation. — On détache avec soin une portion de membrane séreuse, recouverte de granulations tuberculeuses aussi peu développées que possible, et, après l'avoir étendue à l'aide d'épingles sur un morceau de liége, on la soumet à une dessiccation de quelques heures, en ayant soin de marquer, par l'entre-croisement de deux lignes tracées avec un crayon fin, le point précis de la granulation, qui, par la dessiccation, se confond à l'œil nu et à la loupe avec les parties ambiantes.

On détache, avec un instrument très-tranchant, de petits copeaux de l'une et l'autre face, et il est alors facile de constater que du côté libre les cellules épithéliales se présentent avec leur volume et leur transparence normales, tandis qu'en promenant sous l'oculaire les copeaux plus profonds, on aperçoit, à côté d'espaces transparents parcourus par des vaisseaux, des espaces dont l'apect opalin témoigne de la présence de la matière tuberculeuse; ceux-ci ne sont d'ailleurs jamais pénétrés par les vaisseaux qui s'arrêtent à leur limite.

Il est impossible de douter, après la préparation précédente, que la matière tuberculeuse ne se dépose sur la limite des branches vasculaires dans le tissu conjonctif simple (*tissu de Reichert*), ou entre les fibrilles conjonctives.

Blainville (1) regardait la graisse comme exhalée à travers les parois des veines, parce que, sur l'épiploon, on suit en quelque sorte le mode de formation de l'exhalation. Il est impossible de ne pas tenir compte de ce rapprochement quand on étudie le tubercule, si riche en matières grasses.

Aspect du tubercule gris. — A un grossissement de 350 diamètres, un petit copeau légèrement humecté, recouvert d'un presse-objet, promené lentement sous l'oculaire, montre des espaces transparents, avec des plicatures simulant des fibres (*tissu conjonctif de Reichert*), des fibres bien distinctes sur le trajet desquelles apparaissent, à des intervalles éloignés, les cellules reconnues par Donders, et auxquelles Weber, de Bonn et Wirchow ont attaché tant d'importance; et des parties opalines correspondant à la présence de la matière tuberculeuse. En éloignant et en rapprochant l'oculaire par de petits mouvements de vis, on distingue, à travers un blastème granuleux opalin, des apparences de cellules mal déterminées, mal circonscrites, de 0,02 à 0,03 millimètres, que je compare à des dispositions semblables, que simulent des cellules dans le tissu homogène des acéphalocystes ou dans le sarcode des infusoires; si on soumet pendant quelque temps la préparation à l'action de l'acide acétique pur, les parties opalines deviennent transparentes, présentent des lignes superposées, simulant des fibres, les cellules disparaissent, et l'on voit nager autour de la préparation des gouttelettes de graisse variant de 0,01 à 0,02 de diamètre.

La préparation rappelle l'aspect des productions albumino-fibrineuses, moins les leucocystes, et avec des gouttelettes graisseuses en plus.

Les globules tuberculeux, décrits par M. Lebert, me paraissent appartenir à un degré plus avancé de développement ou de dégénérescence de la matière tuberculeuse. Très-caractéristiques, ils apparaissent comme de petits fragments ronds ou ovales, sans noyau, à contour pour ainsi dire relevé, affectant un aspect qui rappelle quelque chose des cellules cartilagineuses.

Dans le tubercule en voie de ramollissement, on trouve les mêmes globules plus isolés sur le bord d'une masse amorphe, granulés, contenant dans son épaisseur les mêmes globules qu'on aperçoit par transparence.

En faisant jouer la vis de l'oculaire, en imprimant un mouvement aux parties soumises à l'observation, on voit les globules fuir avec d'autres fragments plus petits ou plus volumineux, de manière à rappeler fort bien la débâcle des glaçons à la surface d'une rivière, ou le mouvement de transport de fragments de fibrine altérée empruntés à une tumeur hématique en voie de décomposition.

Lorsque le ramollissement est complet, il existe, au milieu des fragments tuberculeux, des leucocystes, provenant, ainsi que des fragments de fibre, des tissus ambiants.

Si, de l'étude de la lésion, nous cherchons à nous élever à la notion de physiologie pathologique qui peut seule aboutir à une idée médicale, il est indispensable que, nous conformant aux règles de la méthode, nous embrassions à la fois tous les caractères particuliers au tubercule, en établissant ce qui lui est propre, ce qui le distingue des autres produits pathologiques.

Le tubercule diffère du pus, parce que le pus a pour élément principal le leucocyste qui appartient à la vie normale du sang ; que le pus, produit d'un travail de prolifération que nous pouvons provoquer, se développe dans tous les tissus et tous les organes. Il diffère du cancer, parce que le cancer est organisé, qu'il affecte surtout les cellules épithéliales, les glandes en grappe, l'élément fibreux du tissu conjonctif.

---

(1) *Cours de physiologie*, t. 3, p. 339.

Le cancer paraît se rattacher, dans son développement, à un état de déchéance organique (menopause, vieillesse). Le tubercule paraît plutôt lié au travail de l'évolution organique. Développé dans les organes où existe un lacis vasculaire abondant, il affecte, dans son évolution, un grand nombre de points distincts, réalisant l'idée pathologique de la diathèse. Le cancer, au contraire, d'abord local, se généralise secondairement par un travail de résorption ou de reproduction qui rappelle plutôt l'idée de cachexie. Le cancer, en tant que produit organisé, porte en lui-même les conditions fatales de son accroissement et de son extension ; le tubercule, simple corps étranger, peut rester sans action au milieu de ces parties sur lesquelles il n'agit d'ailleurs que comme agent de compression et d'irritation.

Le cancer ne subit d'autre influence, dans sa marche et son développement, que celle de conditions individuelles. Le tubercule, bien que ressortissant aux prédispositions de race et de famille, est soumis, dans sa marche et probablement son évolution, aux causes modificatrices extérieures. On sait combien les constitutions grippales sont funestes aux tubercules, et nous avons personnellement constaté combien les conditions qui provoquent le scorbut retentissent fatalement sur les mêmes malades.

Laënnec et M. Louis ont donc élevé justement au rang de maladie une lésion pafaitement caractérisée par son mode de développement, son aspect physique et sa marche, qui aboutit, soit à une transformation calcaire, soit à une dégénérescence graisseuse avec ramollissement.

En effet, partout où se développe le tubercule, la circulation s'arrête, l'irritabilité s'éteint ; à la place du travail d'activité physiologique et de rénovation des parties, une masse inerte se constitue, et absorbe les parties normales. Au lieu du mouvement intérieur de la vie, le produit anormal s'accroît par juxtaposition, jusqu'à ce que, agissant sur les parties ambiantes, il devienne pour elles une cause de destruction.

Des deux éléments qui les constituent, les noyaux caractéristiques et la matière amorphe, les premiers nous paraissent moins importants que la seconde, puisqu'ils ne se produisent que consécutivement. Pour nous le tubercule serait constitué par un état du fluide nourricier, qui reproduit chez l'homme malade l'état d'infériorité sous lequel il existe chez les animaux inférieurs, alors que n'étant pas encore représenté par la lymphe et le sang, il agglutine la masse viscérale dans un sarcode homogène, un plasma amorphe, contenant quelques noyaux plasmatiques; le tubercule pouvant moins servir de confirmation à la théorie cellulaire qu'à rappeler l'opinion des anatomistes, qui considéraient les lésions anatomiques comme un degré de dégradation de l'organisation.

FIN.

www.ingramcontent.com/pod-product-compliance
Lightning Source LLC
LaVergne TN
LVHW010215230826
846091LV00008BB/3530

* 9 7 8 2 0 1 9 1 3 2 2 6 2 *